Nesrine Kammoun
Wafa Elleuch

Sequência educacional

Nesrine Kammoun
Wafa Elleuch

Sequência educacional

Manejo da dor lombar em adultos trabalhadores

ScienciaScripts

Imprint
Any brand names and product names mentioned in this book are subject to trademark, brand or patent protection and are trademarks or registered trademarks of their respective holders. The use of brand names, product names, common names, trade names, product descriptions etc. even without a particular marking in this work is in no way to be construed to mean that such names may be regarded as unrestricted in respect of trademark and brand protection legislation and could thus be used by anyone.

Cover image: www.ingimage.com

This book is a translation from the original published under ISBN 978-620-6-72186-4.

Publisher:
Sciencia Scripts
is a trademark of
Dodo Books Indian Ocean Ltd. and OmniScriptum S.R.L publishing group

120 High Road, East Finchley, London, N2 9ED, United Kingdom
Str. Armeneasca 28/1, office 1, Chisinau MD-2012, Republic of Moldova, Europe
Printed at: see last page
ISBN: 978-620-8-18613-5

Índice

INTRODUÇÃO

A formação médica é especial, na medida em que é particularmente longa, ministrada por profissionais e efectuada tanto na faculdade como à cabeceira do doente. O sistema de ensino atual, baseado em grande parte em aulas teóricas, é muitas vezes considerado enfadonho, passivo e insuficiente, nomeadamente no que se refere à preparação para o concurso de especialização. A reforma do terceiro ciclo e os textos preparatórios para a sua introdução sublinham a necessidade de ter em conta as necessidades específicas de cada estudante, os seus projectos de carreira e as lacunas da formação recebida anteriormente (1).

A formação pode basear-se numa abordagem baseada em competências ou numa abordagem baseada em objectivos.

A abordagem utilizada no nosso cenário de ensino é a abordagem por objectivos. Um objetivo de aprendizagem é uma declaração que descreve sucintamente o que o aluno deve ser capaz de fazer após um processo de aprendizagem que não foi capaz de fazer. Descreve um desempenho, sob a forma de um comportamento observável, que o aluno será capaz de atingir e que pode ser avaliado. Segundo Mager: "Se não se sabe para onde se vai, corre-se o risco de acabar onde não se queria estar" (2).

Os objectivos de aprendizagem fornecem um quadro para o ensino. Ajudam a estruturar o processo e a escolher as actividades de aprendizagem adequadas. Por último, fornecem um guia para a construção de uma avaliação que seja coerente com os objectivos e as actividades de aprendizagem propostas.

A abordagem baseada em objectivos apresenta uma série de vantagens, tais como tornar os objectivos de ensino explícitos de forma precisa, ser capaz de monitorizar a aprendizagem, visar níveis taxonómicos elevados através de actividades complexas, permitir a integração de conhecimentos de diferentes domínios cognitivos, psicomotores e afectivos, ser capaz de avaliar de forma mensurável de acordo com perspectivas docimológicas com uma multiplicidade de meios de avaliação e facilitar o planeamento de um processo de aprendizagem (3, 4).

O objetivo do nosso módulo de ensino é planear uma sequência de aprendizagem com objectivos operacionais, a fim de obter um desempenho sob a forma de um comportamento observável e avaliável pelo aprendente. Para cada objetivo, especificaremos os métodos de aprendizagem e de avaliação que podem ser adaptados.

CENÁRIO DE ENSINO

1.1. Necessidades de formação:

O tema escolhido é partilhado por duas especialidades: a medicina física e a medicina do trabalho. A colaboração estreita entre o médico do trabalho e o médico de medicina física ajuda a melhorar o tratamento e a evitar que a doença se torne crónica.

A lombalgia aguda e crónica é um problema de saúde pública e de saúde no trabalho, com um impacto direto na perda de emprego e na situação económica e social (5).

Dado que a lombalgia é também a terceira principal causa de incapacidade percebida devido a várias doenças, a identificação dos factores de risco, particularmente no local de trabalho, parece ser de grande importância para a implementação de programas de prevenção adequados (6).

A dor lombar continua a ser uma doença comum, com uma prevalência estimada de cerca de 80% ao longo da vida. A cronicidade (duração superior a 3 meses) é observada em 6-8% dos casos. É de salientar que 90% dos doentes recuperam em menos de 4 a 6 semanas e que a lombalgia subaguda (entre 4-6 semanas e o final do 3° mês) afecta apenas 3% dos doentes (7).

Na Tunísia, um estudo do pessoal hospitalar do Hospital Universitário Fattouma-Bourguiba, em Monastir, revelou uma prevalência cumulativa de lombalgia de 57,1%, uma prevalência anual de 50,1% e uma prevalência de lombalgia crónica de 12,8% (8). De facto, a lombalgia tem geralmente uma origem multifatorial, sendo os factores de risco mais reconhecidos o excesso de peso e a obesidade, as pressões biomecânicas, como o manuseamento manual, a anteflexão do tronco associada à torção ou às vibrações de todo o corpo durante a condução de um veículo, e os factores psicossociais, como o stress no trabalho e as tarefas repetitivas.

As consequências da lombalgia são múltiplas, afectando essencialmente a saúde do trabalhador, desde a dificuldade nas tarefas quotidianas em consequência da dor, à obrigação de reclassificação, à expulsão e até à perda de trabalho, bem como à reforma antecipada e até à cirurgia. Estas consequências afectam também as empresas, que sofrem enormes prejuízos financeiros e económicos em termos de dias de trabalho perdidos, despesas de assistência e indemnizações por acidentes de trabalho.

Este facto sugere a importância de sensibilizar os profissionais de saúde do trabalho (médicos de família, médicos de clínica geral, médicos do trabalho) para a necessidade de reconhecer esta doença, de modo a que possa ser tratada precoce e adequadamente.

O nosso tema responde aos critérios de PUIGER. Em particular, devido à sua elevada **prevalência**, ao seu carácter **urgente**, nomeadamente nas formas agudas da doença, à possibilidade de uma **intervenção** eficaz **das** estruturas de saúde na sua gestão, nomeadamente para evitar a transição para formas crónicas resistentes ao tratamento médico, ao seu papel pedagógico **exemplar** no contexto de um tratamento adequado e, finalmente, às suas importantes **repercussões** sociais e económicas.

A gestão da dor lombar comum nos doentes, em particular nos que trabalham, envolve um diagnóstico positivo, a avaliação do grau de incapacidade funcional e o planeamento do tratamento. Trata-se de uma competência complexa a adquirir em medicina física. No que diz respeito aos médicos residentes em medicina do trabalho, o estudo desta disciplina ajudá-los-á a identificar os factores de risco profissionais para o aparecimento ou agravamento da lombalgia num doente trabalhador, a avaliar a aptidão médica do doente para o trabalho e a desenvolver medidas de higiene para prevenir recaídas. Além disso, para os internos de medicina física e do trabalho, a lombalgia é um motivo frequente de consulta e um tema incluído no seu ensino pós-graduado e no seu exame de fim de especialidade.

1.2. Público-alvo :

A formação destina-se a futuros especialistas (residentes) em medicina física e do trabalho a todos os níveis.

1.3. Curso geral :

Esta sequência pedagógica é repartida por um período de seis semanas, uma semana para cada objetivo. Cada residente deve validar os objectivos. Para cada objetivo, estabelecemos meios de aprendizagem e de avaliação, respeitando o alinhamento pedagógico e a coerência entre eles.

1.4. Objectivos de aprendizagem :

Para uma aprendizagem aprofundada e sustentável, escolhemos objectivos de aprendizagem que abrangem as 3 áreas do conhecimento: saber, saber como e saber ser (Figuras n°1 e 2). Não é raro que um objetivo de aprendizagem abranja várias áreas, ou mesmo as três. Neste caso, não se trata de o classificar num único domínio a todo o custo, mas sim de determinar qual deles predomina ou qual deles queremos realçar (9,10).

O domínio cognitivo é utilizado para explicar a aprendizagem relacionada com o conhecimento, as actividades mentais e intelectuais, o pensamento crítico e reflexivo e a resolução de problemas.

O domínio psicomotor, por seu lado, dá conta das aprendizagens relacionadas com o saber-fazer, a destreza, os movimentos profissionais e as competências motoras e físicas.

O domínio sócio-afetivo permite-nos ter em conta as aprendizagens relacionadas com as competências para a vida, as atitudes sociais, as competências interpessoais, os valores e a inteligência emocional.

O nosso objetivo era atingir o nível 2 ou 3 de profundidade, de acordo com a taxonomia de Bloom.

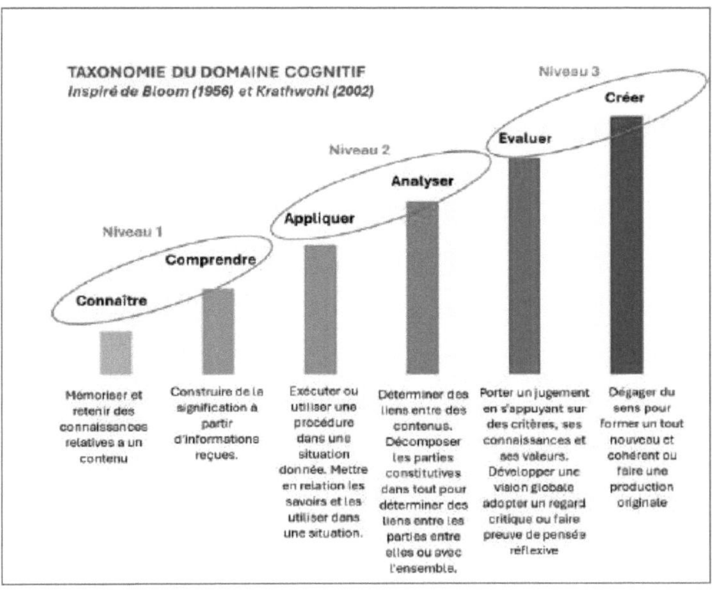

Figura 1: Taxonomia do domínio cognitivo (4)

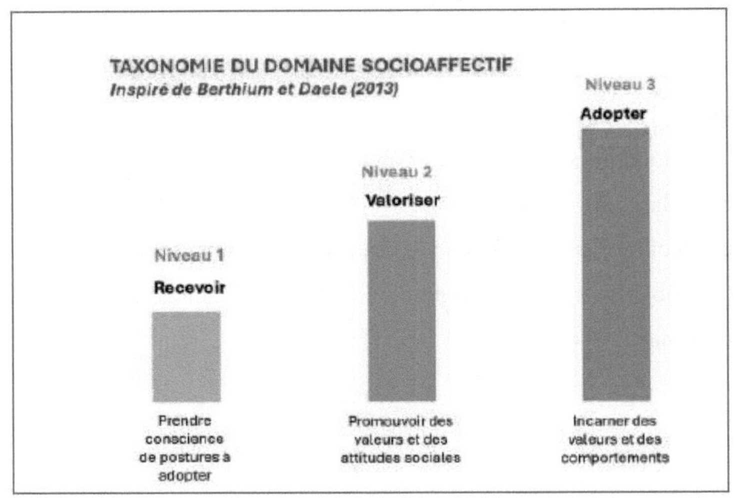

Figura 2: Taxonomia dos domínios psicoafectivo e psicomotor (4)

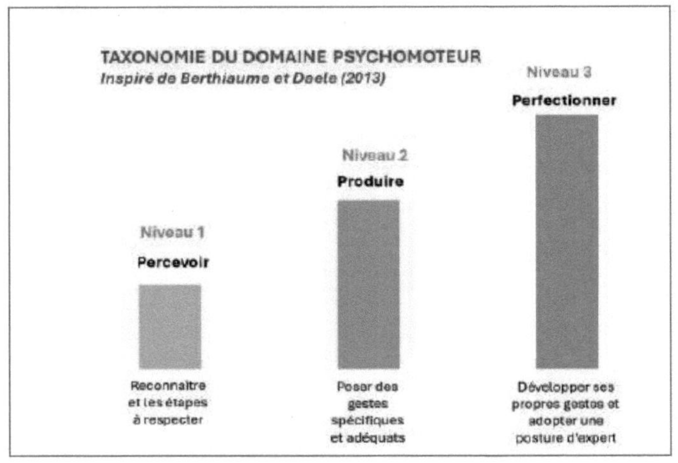

Figura 3: Taxonomia do domínio psicomotor(4)

1.4.1. Objectivos do domínio cognitivo :

- Identificar os factores de risco para o aparecimento e a cronicidade da dor lombar em adultos activos
- Reunir provas anamnésicas, clínicas e paraclínicas a favor da etiologia da lombalgia
- Planeamento da gestão multidisciplinar da dor lombar crónica
- Decisão sobre a aptidão médica de um adulto trabalhador que sofre de dores lombares

1.4.2. Objectivos psicomotores :

- Realização de um exame clínico de um doente com lombalgia

1.4.3. Objectivos psico-afectivos :

- Educar os trabalhadores com dores lombares sobre as medidas de higiene da coluna vertebral

° Os diferentes métodos de aprendizagem estão resumidos no quadro n I.

O enquadramento espácio-temporal de todos estes recursos é resumido num mapa cronológico (figura n°3).

Mesa I Métodos de aprendizagem e de avaliação para os diferentes objectivos

Objetivo	Nível	Método de aprendizagem	Método de avaliação
Domínio cognitivo			
Identificar os factores de risco para o aparecimento e a cronicidade da dor lombar em adultos activos	Cognitivo/2	Sala de aula invertida (Videoclipes, artigos, etc.) Sessão presencial para elaboração de um diagrama de síntese	Mapa concetual com grelha de avaliação
Reunir provas anamnésicas, clínicas e paraclínicas a favor da etiologia da lombalgia	Cognitivo/3	Aprender a raciocinar clinicamente (ARC)	Exame clínico estruturado objetivo (OSCE)
Planeamento da gestão terapêutica da lombalgia	Cognitivo/3	Aprendizagem baseada em casos (CBL)	Casos clínicos
Decisão sobre a aptidão médica de um adulto trabalhador que sofre de dores lombares	Cognitivo /3	Mini módulo de auto-aprendizagem (MMAA)	Teste de concordância de guião (TCS)
Domínio psicomotor			

Realização de um exame clínico de um doente com lombalgia	Psicomotor/2	Comentário sobre o vídeo	Supervisão clínica à cabeceira do doente
Domínio psico-afetivo			
Educar os trabalhadores com dores lombares sobre as medidas de higiene da coluna vertebral	Psicoafectivo /2	Jogos de role-playing	Estação de simulação de doentes ECOS

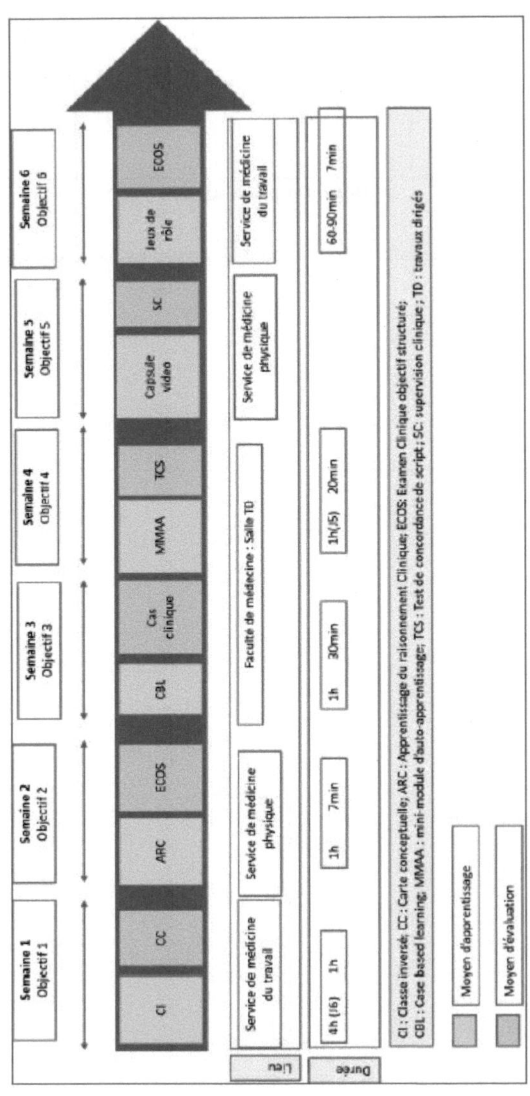

Figura 4: Mapa cronológico dos diferentes métodos de aprendizagem e avaliação utilizados

1.5. Recursos didácticos :

Um método de ensino é definido como o conjunto de princípios e teorias em que se baseiam as actividades de aprendizagem (11).

Existem vários tipos de métodos de aprendizagem: o método afirmativo, o método interrogativo, o método demonstrativo e o método experimental ou ativo. A escolha do método depende dos objectivos a atingir, do perfil dos aprendentes e dos recursos logísticos disponíveis (12).

1.5.1. A sala de aula invertida :

O primeiro objetivo, "identificar os factores de risco para o aparecimento e a cronicidade da lombalgia no adulto trabalhador", é um objetivo de aprendizagem do domínio cognitivo de nível 2, segundo a taxonomia de Bloom, pois o aluno deve ser capaz de identificar os factores de risco para o aparecimento da lombalgia no adulto trabalhador e determinar o papel de alguns desses factores na transição para a cronicidade. O objetivo é, portanto, compreender e interpretar a informação. Para atingir este objetivo, escolhemos a sala de aula invertida ativa como método de aprendizagem. Para isso, vamos fornecer aos alunos recursos (artigos científicos, sequências de vídeo e guias práticos) que detalham os factores etiológicos da dor lombar. Todos estes recursos estarão acessíveis aos alunos através de hiperligações úteis.

Uma vez explicado o princípio, os formandos dispõem de uma semana de preparação para ver o vídeo e ler os materiais. Após este período, uma sessão presencial permitirá aos formandos resumir as etiologias das lombalgias através de um esquema que será progressivamente elaborado através de uma atividade de grupo. Uma vez explicada a tarefa, o tutor actuará como um guia de discussão, sublinhando o que é importante, criando ligações entre as ideias e ajudando os alunos a corrigir eventuais "erros". As instruções da tarefa dadas aos alunos especificam que o diagrama solicitado deve ter a forma de um mapa concetual. Um diagrama de referência é preparado pelo tutor para garantir que certos conceitos fundamentais não são esquecidos. Se necessário, este diagrama será apresentado aos alunos no final da sessão, sob a forma de um resumo.

A estratégia da sala de aula invertida (FCL) está perfeitamente adaptada a uma abordagem que combina o ensino presencial e o ensino à distância, daí as 4 fases das aulas invertidas (Figura 4): uma primeira fase antes da aula (fora da sala de aula), uma segunda fase (na sala de aula), uma terceira fase fora da sala de aula e uma quarta, eventualmente para resumir a formação (13,14).

- Período 1 (à distância: fora da sala de aula): Seguindo as instruções do professor/tutor, o aluno pode ver um vídeo, procurar informações, aprender sobre o tema, trazer elementos do contexto visitado, estruturá-los de alguma forma, preparar uma breve apresentação de forma original (procura de informações, validação, análise, síntese, criatividade, etc.).
- Período 2 (presencial): Na aula, na presença do professor, o aluno poderá apresentar as informações e os recursos encontrados, identificar diferenças e semelhanças, viver um "conflito" sociocognitivo, clarificar preconceitos, levantar questões e hipóteses (comunicação, análise, reflexividade, modelação, etc.).
- Período 3 (à distância): fora da sala de aula: O aluno, fora da sala de aula e ao seu próprio ritmo, poderá familiarizar-se com as teorias, identificar os elementos relevantes para o tema em investigação, preparar um resumo, praticar o funcionamento do modelo (aprender, fazer ligações, memorizar, fazer e preparar perguntas, modelar, etc.).
- Período 4 (presencial): De novo na sala de aula, o aprendente, com a ajuda do professor, poderá consolidar o que foi aprendido, fazer funcionar o

modelo ou a teoria em relação aos temas investigados, preparar a transferência abordando outras situações (compreender, aplicar, investigar os limites, transferir para outros contextos, etc.).

A Figura 3 resume estas 4 fases, adaptando-as ao ciclo de Kolb. Em suma, uma sala de aula invertida combina idealmente duas sessões presenciais e duas sessões de ensino à distância fora da sala de aula. Uma boa compreensão dos objectivos educativos e dos aprendentes significa inevitavelmente que o processo de aprendizagem tem de ser guiado.

Os benefícios da estratégia de IC incluem:

- Estimular a aprendizagem do raciocínio clínico através da verbalização do processo de pensamento;
- Manter os alunos alerta e motivados;
- Aprendizagem ativa através da pesquisa de informação ;
- Organizar e aplicar os conhecimentos adquiridos;
- E o ambiente é propício à comunicação entre alunos e formadores.

Assim, a sala de aula invertida é bem adequada para a aprendizagem deste objetivo cognitivo, para um número limitado de alunos habituados à aprendizagem ativa, como é o caso dos nossos residentes. No entanto, é um método que consome muito tempo e não pode ser utilizado para um grande número de alunos (13,14).

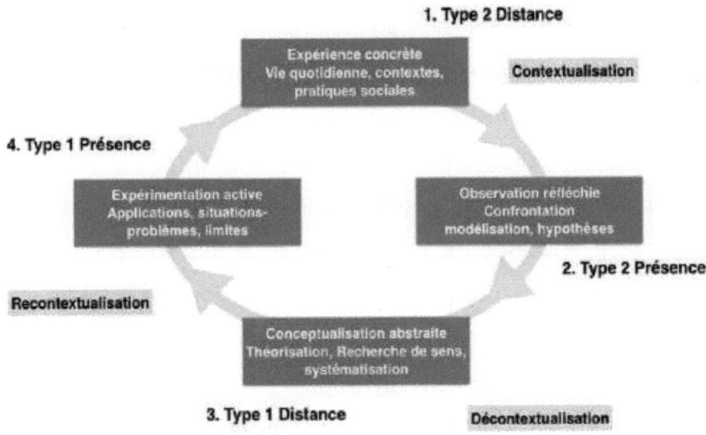

Figura 5: As quatro fases da sala de aula invertida.

1.5.2. Treino do raciocínio clínico (CRT) :

O raciocínio clínico (RC) corresponde aos processos de pensamento que permitem aos clínicos tomar decisões sobre as acções mais adequadas num contexto específico de resolução de problemas de saúde. As sessões específicas de RC desenvolvidas por Chamberland destinavam-se a envolver os estudantes explicitamente numa abordagem clínica e a incentivar os estudantes em estágio a construir e reorganizar ativamente os seus conhecimentos clínicos. De acordo com o método original, uma situação clínica sob a forma de uma consulta de um doente com um médico foi apresentada a pequenos grupos de seis a oito estudantes no seu local de estágio durante 60 a 90 minutos. Os estudantes abordam um problema e uma entidade patológica definidos. Com a ajuda de um tutor, elaboram em voz alta as etapas intermédias da RC. Geram hipóteses de diagnóstico com base nos dados que recolhem através de perguntas que visam os dados da entrevista, do exame clínico e dos resultados dos diferentes exames complementares. À medida que a informação é recolhida, as hipóteses geradas são validadas ou eliminadas, modificadas ou actualizadas e enriquecidas com novas hipóteses. No final, chega-se ao diagnóstico final e elabora-se o plano terapêutico. O tutor faz então a síntese da sessão e descontextualiza-a (15). O quadro II resume as diferentes etapas de uma sessão de CRA.

Tabela II Etapas de uma sessão de CRA (15)

1. CONTEXTUALIZAÇÃO		
40 minutos	Sobre um cenário clínico pré-determinado, reconstituição ativa de dados: geração e avaliação de hipóteses	- Revelar o motivo da consulta - Reconstrução de dados clínicos em voz alta - Revelar dados não actualizados, se necessário - Formulação do problema - Avaliação dos pressupostos - Elaboração de um plano de investigação - Reavaliação das hipóteses e seleção do diagnóstico final - Elaboração de um plano de tratamento
2. DESCONTEXTUALIZAÇÃO/RECONTEXTUALIZAÇÃO		
15 minutos	Descontextualização Recontextualização	- Resumo : - abordagem geral da situação clínica - investigação e tratamento da entidade patológica -Ilustração com exemplos adicionais
3. AVALIAÇÃO DA APRENDIZAGEM INDIVIDUAL E COLECTIVA		
5 minutos		- Autoavaliação da aprendizagem -Definição de objectivos pessoais de aprendizagem

Este método de aprendizagem tem uma série de vantagens: incentiva os alunos a verbalizarem os seus pensamentos, promovendo assim o raciocínio clínico em voz alta. Isto ajudará a aumentar a confiança, encorajará a troca de ideias entre os alunos e, assim, permitirá uma aprendizagem ativa que mantém os alunos alerta e motivados. A PCR também incentiva a organização do conhecimento. Por outro lado, este método consome muito tempo, aplica-se a um pequeno número de alunos e centra-se exclusivamente no raciocínio clínico (15).

Uma produção pedagógica de um ARC intitulado lombalgie (dor lombar) é apresentada no anexo 1.

1.5.3. Aprendizagem baseada em casos:

A Aprendizagem Baseada em Casos (ABC) é um método atual de aprendizagem médica ativa, que tem a vantagem de incentivar a interatividade "formador-aluno" e, ao partir de uma dada situação, permitir uma melhor integração dos conhecimentos. A aprendizagem baseada em casos envolve o estudo, a análise e a interpretação de um determinado caso, a fim de identificar novos conhecimentos a integrar de acordo com uma hierarquia e de os tornar disponíveis em situações subsequentes de aprendizagem ou de prática. É um método de aprendizagem centrado no aluno, concebido para preparar os estudantes para a prática clínica. Esta forma de aprendizagem tem lugar em pequenos grupos de estudantes e um tutor. O grupo tenta analisar as questões decorrentes do caso utilizando estratégias de reflexão crítica (16).

A discussão, centrada no aluno, ajuda a integrar os conhecimentos adquiridos durante o estudo de caso. O tutor facilita a discussão em grupo, ajudando a corrigir as afirmações erradas dos alunos e explicando os conceitos mais complexos.

A aprendizagem CBL envolve várias fases:

- Fase 1: O caso para a sessão é apresentado pelo tutor (exibido num ecrã grande e/ou em papel). Os alunos lêem o caso e resumem-no.
- Etapa 2: Os alunos sublinham as palavras-chave e clarificam os termos (pesquisa documental, na Internet, etc.).

- Etapa 3: Os alunos tentam propor conceitos (informações-chave em torno das quais se organiza uma série de noções e de conhecimentos; trata-se de fenómenos que devem ser explicados e adquiridos).
- Etapa 4: Organizar os conceitos num diagrama explicativo, ilustrando as ligações entre eles: O mapa concetual: Trata-se de uma ilustração gráfica dos conceitos e das ligações entre eles, tal como são percebidos por um ou mais aprendentes.
- Etapa 5: Formular os objectivos de aprendizagem.
- Etapa 6: Adquirir informações pertinentes (trabalho documental, exercícios práticos, módulo de auto-estudo, etc.) em relação ao caso durante o trabalho individual.
- Fase 7: Trata-se de uma fase de síntese em que as informações recentemente adquiridas são integradas; podem ser levantadas novas questões sobre o caso.

1.5.4. Mini módulo de auto-aprendizagem (MMAA) :

[ème]O objetivo é decidir sobre a aptidão médica de um adulto em atividade profissional que sofre de dores lombares com base em dados anamnésicos, clínicos e paraclínicos. Trata-se de um objetivo de nível 3 do domínio cognitivo. O método de aprendizagem que escolhemos para este objetivo é o MMAA.

Este documento pedagógico apresentava o tema, os objectivos educativos, as principais mensagens pedagógicas e especificava o nível de estudo dos alunos. Um pré-teste precedeu o documento pedagógico e foi também utilizado como pós-teste. Assim, optámos por dois casos clínicos. O primeiro caso clínico incluía três perguntas de resposta aberta curta (SRQ) e o segundo caso clínico incluía duas perguntas de escolha múltipla (MCQ).

As respostas foram incluídas no documento de base fornecido no final do mini-módulo.

Os residentes beneficiaram de uma ferramenta pedagógica que podem consultar continuamente para progredir no seu processo de aprendizagem ao seu próprio ritmo. Este apoio permitiu-lhes estimular a sua curiosidade científica com o objetivo de melhorar o seu nível de aprendizagem e de ser capaz de gerir contextos clínicos incómodos no seu trabalho quotidiano. No que respeita ao professor, as vantagens do MMAA são múltiplas. Dado que nem sempre estão disponíveis para supervisionar os residentes, o desenvolvimento destes materiais permite-lhes cumprir e garantir a sua tarefa de tutores, mesmo à distância dos alunos.

De acordo com as experiências descritas na literatura, este método de aprendizagem ativa permitiu que o formando se sentisse autónomo e melhorasse o seu nível de aprendizagem (17). Além disso, o mini-módulo oferecia ao formando uma transição da teoria para a prática num ambiente hospitalar capaz de lhe dar a oportunidade de situar os seus conhecimentos, de simular a sua criatividade e de se auto-avaliar. Além disso, dado que as disciplinas médicas no ensino superior são mais completas e mais precisas, os professores viram-se obrigados a desenvolver os seus métodos de ensino em benefício dos alunos, com o objetivo de garantir que os internos em formação assimilam os pormenores científicos e as mensagens pedagógicas. A aprendizagem através destes suportes didácticos permitiu aos formandos aprender ao seu próprio ritmo, limitar os seus movimentos migratórios para melhorar a sua atitude em relação à sua formação e adquirir entusiasmo e autoconfiança.

No entanto, os formandos podem ter dificuldade em auto-avaliar a sua aprendizagem, sobretudo devido ao baixo nível de interação com o professor.

1.5.5. C lips de vídeo:

É sabido que a codificação da informação é muito facilitada quando essa informação verbal é associada a outro estímulo, por exemplo um estímulo visual. Um PC é definido como uma representação vídeo de práticas num determinado contexto (18). De um ponto de vista pedagógico, a utilização de um dispositivo de vídeo acelera a compreensão, facilita a memorização, apoia a atenção e estrutura a apresentação (18, 19). Além disso, esta abordagem é apreciada pelos alunos e requer poucos recursos (19, 20). Alguns autores afirmam que a utilização de um PC antes da execução de uma simulação pode reduzir a ansiedade sentida pelo aluno e aumentar a sua confiança na sua capacidade de realizar uma determinada tarefa (21, 22).

A adição de um PC representando as melhores práticas à simulação poderia reduzir a ansiedade situacional e melhorar o desempenho do trabalho em equipa no contexto de uma situação de emergência, de um procedimento cirúrgico ou, como no nosso caso, da realização de um exame clínico a um doente com lombalgia (23).

1.5.6. Jogo de papéis: educação terapêutica :

A introdução do treino de competências de comunicação, particularmente na comunicação médico-doente, é uma prática generalizada que oferece muitas vantagens (24). Entre estas, a utilização de um doente simulado oferece aos médicos residentes a oportunidade de praticar em situações que imitam o que acontece na vida real, mas num ambiente seguro para o doente, com a possibilidade de repetir gestos. A formação com um doente simulado também permite direcionar o cenário de modo a praticar competências específicas e explorar situações emocionalmente carregadas. Atualmente, está bem estabelecido que a comunicação entre o médico e o doente tem uma grande influência na qualidade da relação médico-doente. Uma boa comunicação entre o médico e o doente ajuda a garantir que a consulta seja eficaz em termos de recolha de informações, que o doente compreenda melhor o seu diagnóstico e que adira melhor ao tratamento.

O jogo de papéis é um método pedagógico que exige o cumprimento de regras rigorosas, tanto na planificação do jogo como nas três fases do seu desenvolvimento: antes, durante e depois do jogo.

Vamos organizar esta aula com um paciente simulado, desempenhando o papel de um trabalhador que sofre de dores lombares. O enquadramento e o contexto da consulta serão apresentados previamente pelo professor a todos os participantes. A vinheta clínica já foi ensinada à pessoa que desempenhará o papel do doente simulado, que também será escolhida de entre os residentes de medicina do trabalho. Durante a sessão, um residente oferecer-se-á para conduzir a entrevista com o doente simulado. O objetivo do jogo é proporcionar educação terapêutica a um doente com dores lombares que consulta um especialista em medicina do trabalho para regressar ao trabalho. O resto do grupo, na presença do professor, acompanha a entrevista. A única instrução dada ao aluno que desempenha o papel de médico é a de efetuar uma consulta de duração "normal", ou seja, de 15 a 20 minutos. Uma vez terminada a entrevista, as mesmas pessoas reúnem-se de novo para discutir as impressões de todos, recolhendo primeiro os comentários do aluno ativo e depois os dos observadores sob a direção do professor (25).

Um exemplo é apresentado em anexo (Apêndice 2).

1.6. Métodos de avaliação :

Não pode haver aprendizagem sem avaliação. Existe uma ligação estreita entre os objectivos e a avaliação da sua consecução. Alguns sugeriram mesmo que a avaliação da aprendizagem deveria ser planeada imediatamente após a formulação dos objectivos. Esta fase é muitas vezes a mais negligenciada, nomeadamente na formação contínua.

No entanto, é talvez a mais importante (26). A avaliação pode ser formativa ou sumativa.

- A avaliação formativa significa definir antecipadamente os critérios segundo os quais as competências exigidas serão avaliadas, formulá-los num formulário e, sobretudo, dar aos alunos um feedback regular sobre os seus progressos. Isto é feito durante o módulo. Dar feedback aos alunos permite efetuar ajustamentos pedagógicos (informando o professor sobre a aquisição de conhecimentos) (27).

  O principal objetivo da avaliação formativa é indicar ao professor e ao aluno as dificuldades encontradas, para que, em conjunto, possam tentar resolvê-las (28).
- A avaliação sumativa tem lugar no final de um módulo ou de um ano. Tem uma função administrativa e é frequentemente sancionada. Por exemplo, permite que os alunos passem para o ano seguinte (27). O objetivo da avaliação sumativa é determinar se a aprendizagem foi eficaz (28).

Existem muitos métodos de avaliação diferentes. A escolha destes métodos deve ser orientada pelo objetivo educativo que se pretende atingir e pelas decisões que devem ser tomadas no final da avaliação. Não existe um método de avaliação "padrão-ouro". Uma avaliação óptima deve combinar múltiplos meios de avaliação - qualitativos, quantitativos, formativos e sumativos - com constantes idas e vindas entre contextos simulados e práticas profissionais autênticas.

Para avaliar o primeiro objetivo, optámos por pedir a cada residente que elaborasse um mapa concetual. Foi previamente preparada uma grelha de avaliação.

Optámos por utilizar um exame clínico estruturado objetivo (OSCE) e a discussão de um caso clínico como meios de avaliação para os objectivos 2 e 3 no domínio cognitivo.

A discussão de um caso clínico e o exame clínico objetivo estruturado serão utilizados como avaliações sumativas. èmePara o 4 objetivo relativo à preparação da decisão sobre a aptidão médica para o trabalho, optámos pelo TCS. èmeO 5 objetivo relativo ao domínio psicomotor é avaliado por meio de um SC no leito do paciente. O último objetivo do domínio psico-afetivo foi avaliado por meio de uma estação ECOS de paciente simulado.

1.6.1. O mapa concetual :

O primeiro objetivo será avaliado individualmente, pedindo a cada residente que desenhe um mapa concetual durante 15 minutos, utilizando uma grelha de avaliação previamente preparada. Esta avaliação é seguida de uma sessão de feedback de 45 minutos na aula. Um mapa concetual é definido como uma representação de conceitos, ligações polimorfas entre conceitos e uma hierarquia desses conceitos. Este tipo de ferramenta pode ser útil para avaliar as actividades mentais durante o raciocínio clínico. Permite ter uma ideia dos processos envolvidos num contexto de avaliação formativa, sem prejuízo do resultado ou do desempenho. Pode igualmente ser utilizado para avaliar os conhecimentos declarativos (29). A utilização de mapas conceptuais como meio de avaliação apresenta várias vantagens, tais como a riqueza da informação recolhida, a estruturação e hierarquização dos conceitos assimilados e a validade das ligações entre os diferentes conceitos. Enquadram-se bem na avaliação de um objetivo de domínio cognitivo de nível 2 com alinhamento pedagógico com a sala de aula invertida como meio de aprendizagem.

1.6.2. Exame clínico estruturado objetivo (OSCE) :

Consiste em decompor as competências clínicas em várias subcompetências a atingir, que se tornam o objetivo de um atelier ou de uma estação de avaliação. O estudante é então submetido a ateliers de avaliação destinados a reproduzir as competências-alvo. Este método de avaliação é muito utilizado para as competências semiológicas (entrevista médica, exame físico, raciocínio médico baseado na análise dos sinais clínicos, análise semiológica de um exame complementar, avaliação das competências interpessoais, etc.). Este método foi proposto como protótipo para a avaliação formativa das competências clínicas, mas coloca um problema de validade de construção ao pressupor, à partida, que a soma das competências elementares representa a competência-alvo final. Trata-se de uma avaliação não autêntica, mas ricamente contextualizada.

As sequências de avaliação podem ser de vários tipos:

- Estação de paciente padronizado. O aluno interage com um doente normalizado, ou seja, um doente simulado. Este pode ser um ator, um doente experiente, um professor ou um antigo doente que aprendeu um cenário e foi treinado.
  O aluno pode ser solicitado a efetuar uma anamnese, um exame clínico, um procedimento técnico, um procedimento de gestão, etc. O aluno é avaliado na execução desta tarefa, nos aspectos comunicativos, éticos e relacionais. O estudante é avaliado sobre a execução desta tarefa, a comunicação, os aspectos éticos e relacionais. Em certas estações, podem ser acrescentadas fases de reflexão para explicar o comportamento do aluno.

- Estação com equipamento. O aluno deve efetuar um procedimento e descrever ou interpretar as caraterísticas clínicas. Para o efeito, podem ser utilizados manequins, gravações áudio ou vídeo, fotografias, amostras anatómicas ou histológicas, etc.

A sua principal vantagem reside na sua excelente validade de conteúdo, atenuada pela sua organização pesada, que consome muito tempo aos professores e aos organizadores da avaliação, tanto mais que, de acordo com o princípio da avaliação formativa, as sessões devem teoricamente ser repetidas. A sua principal desvantagem é o facto de não ser totalmente coerente com o paradigma construtivista, uma vez que não aborda a avaliação dos alunos em situações complexas (30).
Nos apêndices (apêndices 3 e 4) são apresentados dois exemplos para os objectivos 2 e 6.

1.6.3. Discussão de um caso clínico :

A vantagem deste método é que é ativo e interativo, permitindo uma melhor integração dos conhecimentos, partindo de uma situação clínica concreta. Por conseguinte, é concebido para preparar os alunos para a prática clínica. A vinheta clínica é um dos instrumentos de avaliação mais utilizados, para além do seu papel na aprendizagem, porque fornece passos completos em que a possível etiologia, as caraterísticas individuais do doente, os sintomas e sinais, a história familiar, as investigações importantes e a informação relevante são revelados e explicados (31). Carolyn Jeffries et al. definem vinhetas como histórias curtas e incompletas que são escritas para refletir, de uma forma menos complexa, situações da vida real, a fim de incentivar a discussão e potenciais soluções para problemas em que são possíveis várias soluções (32).

É um dos formatos utilizados para avaliar as capacidades de resolução de problemas e os processos de tomada de decisões, incluindo os juízos clínicos efectuados pelos profissionais de saúde, bem como o profissionalismo (33). Kathiresan J, et al (34) afirmaram que o método de discussão baseado em vinhetas permite que os alunos apliquem competências de raciocínio clínico em contextos do mundo real e motiva-os para a aprendizagem autónoma e a partilha de conhecimentos. Além disso, as vinhetas de casos são um complemento prometedor dos meios de avaliação existentes. As sessões de discussão interactiva baseadas em vinhetas clínicas transformam a abordagem dos residentes aos doentes e as suas capacidades de resolução de problemas e de tomada de decisões, melhorando assim a qualidade dos cuidados.

1.6.4. Testes de concordância de guiões :

Os testes de concordância de guião (TCS) utilizam vinhetas curtas (descrevendo situações clínicas que colocam um problema e escolhidas de acordo com o raciocínio que queremos avaliar no participante) escritas de acordo com as recomendações de Charlin (35,36). Resumidamente, cada vinheta apresenta um cenário clínico curto a partir do qual se podem formular várias hipóteses diagnósticas ou terapêuticas pertinentes (coluna 1). Em seguida, são disponibilizadas informações adicionais (resultados clínicos, biológicos, etc.) (coluna 2), cuja pertinência para a hipótese em discussão é avaliada numa escala de Likert de -2 a +2 (coluna 3).

A ideia é confrontar o médico do trabalho com uma situação complexa, tão próxima quanto possível da sua atividade real. O SCT permite medir o grau de organização dos conhecimentos e o seu nível de desenvolvimento. Tem por objetivo medir a adequação das ligações no interior dos conhecimentos clínicos, mais do que a simples presença de elementos de conhecimento (37).

Uma das vantagens fundamentais da CHT é o facto de incorporar o contexto de incerteza na tomada de decisões, sejam elas diagnósticas ou terapêuticas (38, 39). A avaliação da incerteza ou da falta de consenso é possível graças à forma como as pontuações são calculadas, utilizando pontuações compostas (38). O princípio destas pontuações consiste em ponderar a resposta e obter a pontuação final através da soma das pontuações de cada item (40).

A gestão da incerteza é comum em medicina do trabalho, nomeadamente no processo de diagnóstico da origem profissional de uma doença ou na preparação de uma decisão sobre a aptidão médica para o trabalho num determinado posto de trabalho, em que os factores clínicos devem ser comparados com os factores profissionais, em particular com situações específicas de exposição profissional (exposição múltipla). Assim, o TCS é um meio de avaliação concetualmente atrativo em medicina do trabalho e, mais além, noutras áreas médicas. Para os nossos internos, vamos realizar um TCS a meio do período de formação e um segundo antes do final do período de formação, e vamos corrigi-los após a recolha das respostas. Cada SCT será composta por 5 situações clínicas, todas independentes umas das outras, cada uma com três itens, num total de 15 itens.

1.6.5. Supervisão clínica direta à cabeceira do doente:

Este meio de avaliação é útil para os objectivos psicomotores e favorece uma cultura pedagógica de autocrítica, centrada na segurança dos doentes e na qualidade dos cuidados (41). O seu objetivo é controlar a eficácia e a segurança das práticas. O formador observará o formando a efetuar sozinho um exame clínico a um paciente com dores lombares. O formador avalia o profissionalismo, a gestão do tempo e as competências do formando através de uma grelha de avaliação. Intervirá em caso de dificuldades. Durante a fase de feedback que se segue à tarefa profissional, o formador comunica informações específicas ao formando com base na observação já efectuada, com a intenção de o ajudar a melhorar para tarefas futuras. As desvantagens são o stress e os problemas éticos associados à presença do avaliador e a organização complicada para grandes grupos (42).

CONCLUSÃO

A dor lombar é uma queixa frequente. Tendo em conta as repercussões pessoais e profissionais, é importante identificar a causa da dor para dar uma resposta adequada. O diagnóstico precoce, positivo e etiológico, e a gestão terapêutica fazem parte integrante da formação; daí o interesse em conceber um projeto de formação pedagógica sobre este tema, incorporando ferramentas digitais sob a forma de ensino híbrido.

Este projeto de formação híbrida está adaptado ao contexto institucional em que será aplicado. Incorpora uma série de recursos pedagógicos digitais e multimédia e propõe um conjunto de actividades pedagógicas à distância e/ou presenciais com uma abordagem multidisciplinar.

Neste trabalho, desenvolvemos um projeto educativo baseado na abordagem por objectivos, permitindo a gestão global de um paciente que consulta por dor lombar. Os meios de aprendizagem escolhidos, bem como os meios de avaliação, devem proporcionar ao aluno um contexto que se assemelhe ao da prática profissional, respeitando o alinhamento pedagógico.

No entanto, existem vários obstáculos a este tipo de projectos, nomeadamente o tempo que os professores têm de dedicar ao domínio, desenvolvimento e aplicação de ferramentas de aprendizagem eletrónica. O custo elevado e a falta de recursos e de infra-estruturas constituem igualmente limitações à prestação deste tipo de formação.

REFERÊNCIAS

1. Kaufman D. Teaching-centred or learner-centred education: a false dichotomy. Pédagogie Médicale, 2002; 3: 145-147.
2. Kahloul N, Ayache H, Azzabi A, Ben Amor H. Les Objectifs pédagogiques (taxonomie, savoirs et leurs organisations). Uma visão de futuro. Bulletin de la faculté de médecine Ibn el Jazzar de Sousse, N°7. 2017
3. Magali MARZO. Formulação de objectivos de aprendizagem. Ficha de informação. Universidade de Lorena
4. Nguyen D-Q , Blais J-G. Abordagem por objectivos ou abordagem por competências? Conceitos e implicações para as actividades de ensino, aprendizagem e avaliação no decurso da formação clínica. Pedagogia Médica 2007;8:232-51
5. Karine P. Alta Autoridade para a Saúde. 2019;178.
6. Vos T, Allen C, Arora M, Barber RM, Bhutta ZA, Brown A, et al. Incidência global, regional e nacional, prevalência e anos vividos com incapacidade para 310 doenças e lesões, 1990-2015: uma análise sistemática para o Global Burden of Disease Study 2015. The Lancet. 8 de outubro de 2016;388(10053):1545-602.
7. Bontrup C, Taylor WR, Fliesser M, Visscher R, Green T, Wippert PM, et al. Dor lombar e sua relação com o comportamento sentado entre trabalhadores de escritório sedentários. Appl Ergon. 1 Nov 2019;81:102894.
8. Bejia I, Younes M, Hadj Belgacem J, Khalfallah T, Ben Salem K, Touzi M, et al. Prevalência e factores associados à dor lombar comum no pessoal hospitalar. Rev Rhum. 1 de maio de 2005;72(5):427-32.
9. Herling, F. (2019). Direcionar e formular objetivos de aprendizagem, empurrão pedagógico. [Online] Direção da aprendizagem e da inovação pedagógica, HEC Montréal. Disponível em:

https://ernest.hec.ca/video/DAIP/pdf/Coup_de_Pouce_Pedagogique_1_ Cibler_et_formuler_des_objectifs_d_apprentissage.pdf

10. Krathwohl. DR...Uma revisão da taxonomia de Bloom: uma visão geral. https://www.depauw.edu/files/resources/krathwohl.pdf
11. Jean P. Para uma planificação metódica das actividades de formação. Pedagogia Médica.2001; 2(2) :101-7
12. Sousa M , Mari R. Intercâmbio sobre os métodos pedagógicos e as técnicas de animação. Fontes: Seminário de professores L'Oréal.
13. S. MOUGOU, A. MTIRAOUI. A sala de aula invertida: a filosofia de um método de aprendizagem através da experiência. A visão da fama. Boletim da Faculdade de Medicina Ibn el Jazzar de Sousse, n.º 7. 2017
14. Lebrun M, L'école de demain : entre MOOC et classe inversée n° 156 - juin 2015 - 45.
15. Martine Chamberland, M.D., F.R.C.P.C., M.Ed., Dipl. 3e cycle (Ped. Univ.) Les séances d'apprentissage du raisonnement clinique (ARC) : description de la méthode pédagogique. Faculdade de Medicina e Ciências da Saúde. Revisão: 26 de março de 2007
16. Chunhua Ma, Wei Zhou. Effects of unfolding case-based learning on academic achievement, critical thinking, and self-confidence in undergraduate nursing students learning health assessment skills. Nurse Education in Practice, 8 de março de 2022.
17. Deslauriers L, McCarty LS, Miller K, Callaghan K, Kestin G. Medir a aprendizagem real versus o sentimento de aprendizagem em resposta ao envolvimento ativo na sala de aula. Proc Natl Acad Sci U S A. 24 de setembro de 2019;116(39):19251-7.
18. Kaamouchi NEL, Ann UCA. Livro branco para ajudar a conceber vinhetas de vídeo educativo.2019

19. Peraya D. Au centre des Mooc, les capsules vidéo : un renouveau de la télévision éducative ? Distâncias e médias dos conhecimentos, 17.2017.
20. Manea AR. La capsule vidéo " moyen de transfert " de la connaissance en FLE d'une situation A à A n+1 situations- chausser de nouvelles lunettes sur le monde à l'ère du numérique - (1) : 1-15.
21. Coyne E, Frommolt V, Rands H, Kain V, Mitchell M. Vídeos de simulação apresentados numa plataforma de aprendizagem mista para melhorar os conhecimentos dos estudantes de enfermagem australianos sobre a avaliação da família. Nurse Educ Today [Internet]. 2018 ;66 :96-102. Disponível em: https://doi.org/10.1016/j.nedt.2018.04.012)
22. Tyerman J, Luctkar-Flude M, Graham L, Coffey S, Olsen-Lynch E. A Systematic Review of Health Care Presimulationn Preparation and Briefing Effectiveness [Uma Revisão Sistemática da Eficácia da Preparação e do Briefing dos Cuidados de Saúde]. ClinSimulNurs [Internet]. 2019;27:12-25.Available from: https://doi.org/10.1016/j.ecns.2018.11.002).
23. Ledoux, I., Vincelette, C., Lavoie, S., Marceau, M., Bilodeau, C., and Gosselin E. Intégration d'une capsule pédagogique au briefing d'étudiants en sciences infirmières en contexte de simulation de soins d'urgence : acceptabilité et effets sur l'anxiété situationnelle et le travail d'équipe. SciNurs Heal PractInfirm Prat en santé. 2019 ;2(2) :1-13
24. Humphris GM, Kaney S. Avaliar o desenvolvimento de competências de comunicação em estudantes universitários de medicina. Medical education. 2001;35(3):225-31

25. Girard G, Clavet D, Boulé R. Planifier et animer un jeu de rôle profitable pour l'apprentissage. Pédagogie Médicale. 1 de agosto de 2005;6(3):178-85.
26. Jean P . Para uma planificação metódica das actividades de formação. Pédagogie Médicale.2001; 2(2) :101-7) duplo.
27. Barrier JH, Brazeau-Lamontagne L, Colin R, Quinton A, Liorca G, Ehua FS. Formação profissional dos futuros médicos. Recomendações do Conselho Pedagógico do CIDMEF. Pedagogia Médica. 2004 ;5(2) :75-81.
28. Giordan André. L'enseignement scientifique : comment faire pour que " ça marche " ? In: Paris: Delagrave.2002
29. Um pequeno guia para a formação médica e a avaliação clínica. Colégio nacional de professores de odontologia conservadora. setembro de 2011
30. Guilbert J-J. Guide pédagogique pour les personnels de santé, Sixième édition. 1990 ;392
31. Depaigne-Loth A, Rullon I M V. Vignettes cliniques Ŕ Exercer et évaluer ses prises de décision. Riscos Qual. 2021;18(2):91Ŕ6.
32. Jeffries C, Maeder DW. Usando vinhetas para construir e avaliar a compreensão do professor sobre estratégias de instrução. Educador Profissional. 2005;27(1 & 2):17Ŕ28.
33. Nendaz MR, Raetzo MR, Junod AF, Vu NV. Ensinar competências de diagnóstico: vinheta clínica ou queixas principais? Adv Health Sci Educ. 2000;5:3Ŕ10.
34. Kathiresan J, Patro BK. Vinheta de caso: um complemento promissor para apresentações de casos clínicos no ensino. EducHealth. 2013;26:21Ŕ24

35. Charlin B, Roy L, Brailovsky C, Goulet F, van der Vleuten C. O teste Script Concordance: uma ferramenta para avaliar o clínico reflexivo. Ensino e aprendizagem em medicina. 2000;12(4):189-95
36. Charlin B, Gagnon R, Sibert L, Van der Vleuten C. Le test de concordance de script, un instrument d'évaluation du raisonnement clinique. Pédagogie médicale. 2002;3(3):135-44.
37. Jouquan J, Bail P. A que é que nos comprometemos quando passamos do paradigma do ensino para o paradigma da aprendizagem? Pédagogie médicale. 2003;4(3):163-75.
38. Charlin B, Desaulniers M, Gagnon R, Blouin D, Van Der Vleuten C. Comparação de um método de pontuação agregada com um método de pontuação consensual numa medida da capacidade de raciocínio clínico. Teaching and learning in medicine. 2002;14(3):150-6.
39. Charlin B, van der Vleuten C. Avaliação normalizada do raciocínio em contextos de incerteza: a abordagem de concordância de guião. Evaluation & the health professions. 2004;27(3):304-19.
40. Norcini JJ, Shea JA, Day SC. A utilização da pontuação agregada para um exame de recertificação. Evaluation & the Health Professions. 1990;13(2):241-51.
41. Tomlinson J. Using clinical supervision to improve the quality and safety of patient care: a response to Berwick and Francis. BMC Medical Education 2015; 15:103
42. Laboux O, Pottier P, Renard E. Petit guide de pédagogie médicale et évaluation clinique. 2011 ; Availablefrom: http://www.cneoc.eu/jcneoc/files/Petit Guide de Pédagogie Médicale et Evaluation Clinique. Pdf

APÊNDICES

Apêndice 1: Sessão ARC (objetivo 2)

Guia do Monitor

Queixa: dor lombar num homem de 45 anos

Objectivos:

1. Enumerar os diagnósticos a considerar em caso de lombalgia, em função do estado do doente
2. Recolher os dados da entrevista e do exame físico que devem ser procurados nos casos de lombalgia, em função dos diagnósticos sugeridos
3. Dar prioridade aos testes adicionais de acordo com a probabilidade de cada diagnóstico.

Diagnóstico a ter em conta nesta fase :

1) Lombalgia comum de origem discal
2) Osteoartrose inter-apofisária posterior
3) Síndrome da dobradiça dorsolombar de Maigne
4) Espondilolistese
5) Deformidade da coluna vertebral
6) Estreitamento do canal lombar
7) Espondilodiscite infecciosa
8) Espondiloartropatia
9) Mieloma múltiplo ou linfoma
10) Metástases ósseas
11) Fratura de vértebras

12) Lombalgia de origem urológica

13) Lombalgia de origem digestiva (pancreática)

Questionar :

1) História:

- Lombalgia pessoal: a favor de uma origem discal
- Traumatismo lombar, poliartrose, trabalho físico de torção e de anteflexão do tronco: a favor de uma origem mecânica comum
- Cancro pessoal: a favor das metástases ósseas da coluna vertebral
- História familiar de espondilite anquilosante ou espondiloartropatia: a favor da espondiloartropatia
- História familiar de psoríase: a favor da espondiloartropatia
- Antecedentes pessoais de psoríase, doença inflamatória intestinal (doença de Crohn e retocolite hemorrágica), artrite periférica, dedo do pé ou dedo da mão em salsicha, talalgia, uveíte anterior: a favor de espondiloartropatia.
- Pessoal com infeção recente: a favor de espondilodiscite infecciosa
- Pessoal desportivo (ginástica em idade precoce): a favor da espondilolistese
- Malignidade hematológica pessoal: a favor da lombalgia secundária a mieloma múltiplo ou linfoma
- Menopausa precoce, amenorreia prolongada, imobilização prolongada, hipertiroidismo ou hiperparatiroidismo, terapia prolongada com corticosteróides, fratura: a favor da compressão vertebral.
- Osteoporose familiar: a favor da compressão vertebral
- Antecedentes pessoais ou familiares de patologia urológica (tumor renal, litíase urinária, fibrose retroperitoneal): a favor de lombalgia de origem urológica.

- Pessoas com tumores do pâncreas ou do reto superior: a favor de dores lombares de origem digestiva

2) Caraterística da dor :

- Modo de aparecimento e evolução :
  - Início súbito após um esforço para carregar uma carga pesada: a favor da origem discal
  - Início súbito após um movimento falso: a favor de uma osteoartrite inter-apofisária posterior
  - Início súbito após traumatismo: a favor da compressão vertebral
  - Agravamento progressivo: a favor de uma origem secundária
  - Evolução recorrente-remitente: a favor da espondiloartropatia
- Localização e radiação :
  - Dor lombar bilateral ou em forma de barra: a favor da origem discal
  - Lombalgia unilateral: a favor de uma osteoartrose inter-apofisária posterior
  - Lombalgia ou dor lombar: a favor da compressão vertebral
  - Dor lombossacra ou lombossacra com dor unilateral na região inguinal ou púbica e na anca: a favor da síndrome da dobradiça dorsolombar de Maigne
  - Dor lombar aguda e súbita com irradiação para baixo em direção aos órgãos genitais externos: a favor de uma lombalgia urológica
- Tipo de dor
  - Mecânica: a favor de uma origem espinal comum
  - Melhora com a posição supina e o repouso e agrava-se com a atividade e com a posição sentada ou de pé prolongada ou com o transporte de objectos: a favor da origem discal

- Inflamatório, sobretudo à noite, rigidez matinal, não melhora com os analgésicos habituais: a favor de uma lombalgia sintomática
- Tosse, impulso de tosse/esforço de defecação: a favor da origem discal
- Desconforto vago: a favor da síndrome da articulação dorsolombar de Maigne
- A melhoria ao inclinar-se para a frente e o agravamento ao caminhar favorecem o estreitamento do canal lombar.

3) <u>Sinais de acompanhamento :</u>

- Sinais gerais: febre com arrepios, suores, depressão: a favor de uma origem infecciosa
- A existência de um ponto de entrada +++ particularmente cirúrgico: a favor de uma origem infecciosa
- A existência de antecedentes predispostos é inconsistente diabetes, alcoolismo crónico, imunodepressão, história de tuberculose: a favor de uma origem infecciosa
- Estado geral comprometido: a favor da origem metastática ou do cancro digestivo ou urológico
- Sinais digestivos como náuseas, vómitos e dor epigástrica transfixante: a favor de uma doença pancreática crónica
- Dor sacro-ilíaca: dor nos glúteos, pseudo-ciática com inclinação (apoio em dl, tripé), entesopatias periféricas como talalgia inferior ou posterior, dor torácica inflamatória anterior ou dedo do pé ou dedo em salsicha: a favor da APS.
- Sinais extra-articulares, tais como diarreia: a favor da DII
- Sinais extra-articulares, como psoríase e uveíte

RESUMO

Nesta fase, tratava-se de um homem de 45 anos de idade, sem antecedentes patológicos de relevo, que recorreu à consulta por dor lombar após esforço de transporte de uma carga pesada, que melhorava com o repouso e agravava com a permanência prolongada de pé e sentado, sem outros sinais associados.

Diagnóstico pouco provável nesta fase:

1) Espondilodiscite infecciosa
2) Espondiloartropatia
3) Mieloma múltiplo ou linfoma
4) Metástases ósseas
5) Fratura de vértebras
6) Lombalgia de origem urológica
7) Lombalgia digestiva (pancreática)

Diagnóstico a ter em conta nesta fase :

1) Lombalgia comum de origem discal
2) Osteoartrose inter-apofisária posterior
3) Síndrome da dobradiça dorsolombar de Maigne
4) Espondilolistese
5) Deformidade da coluna vertebral
6) Estreitamento do canal lombar

Exame físico :

1) Exame estático da coluna vertebral :

Uma atitude de alívio da dor, contratura muscular paravertebral segmentar: aponta para uma origem discal
A ILMI pode explicar a dor lombar

2) Exame da coluna vertebral dinâmica :

Um sinal de fratura aponta para uma origem discal

3) Exame segmentar à palpação :

Ponto de dor paravertebral em D12-L1, acentuação da dor na crista à pressão, celulalgia à palpação entre a junção dolorosa e a crista: aponta para a síndrome de Maigne.

RECAP

Nesta fase, tratava-se de um homem de 45 anos de idade, sem antecedentes patológicos de relevo, que recorreu à consulta por dor lombar após esforço de transporte de uma carga pesada, que melhorava com o repouso e agravava com a permanência prolongada de pé e sentado, sem outros sinais associados.

Ao exame, apresentava uma contratura do músculo paravertebral lombar. De resto, o exame era normal

O diagnóstico mais provável nesta fase :

O diagnóstico mais provável é de dor lombar de origem discal.
No entanto, outras causas de dor lombar comum continuam a ser possíveis. Apenas a síndrome de Maigne pode ser excluída, dada a normalidade do exame segmentar palpatório.

O paciente recebeu o tratamento adequado durante o tempo necessário sem qualquer melhoria. Por conseguinte, foi efectuada uma radiografia da coluna lombar de frente (cliché de Desèze) e de lado.

Testes adicionais:

Normas RX :

Desmineralização a favor da osteoporose

Anomalias de transição

Estática da coluna vertebral, escoliose

Espondilolistese em lise ístmica ou agenesia ístmica

Pinçamento do disco, osteófitos, esclerose subcondral a favor da discartrose

Bocejo lateral ou postural a favor de uma hérnia de disco mole

Osteoartrose inter-apofisária posterior

Ausência de lise ou condensação óssea

A favor de um canal lombar estreito: em vistas frontais: Visibilidade sagital ou demasiado boa dos espaços articulares posteriores relativos a pelo menos 3 níveis e o espaço interpedicular não aumenta de cima para baixo em vistas laterais: Desaparecimento do losango inter-apofisário-lamar; Sagital das massas articulares; Curteza dos pedículos.

RESULTADOS DOS INQUÉRITOS :

Discos comprimidos

Caso contrário, não há problema

Diagnóstico : Lombalgia comum de origem discal

Guia do doente

Queixa: dor lombar

Questionar :

Um homem de 45 anos, sem antecedentes patológicos assinaláveis, foi consultado por dor lombar após esforço de transporte de uma carga pesada, que melhorava com o repouso e agravava com a permanência prolongada de pé e sentado, sem outros sinais associados.

Exame físico :

Ao exame, apresentava uma contratura do músculo paravertebral lombar. De resto, o exame era normal

Exames complementares

Disco comprimido na radiografia

Caso contrário, não há problema

Apêndice 2: Dramatizações (objetivo n.º 6)

Título do cenário	Educar um trabalhador com dores lombares sobre as medidas de higiene da coluna vertebral
Público-alvo	Futuros especialistas em medicina do trabalho ou medicina física
Rácio entre formadores e formandos	1/8
Número máximo de alunos	8
Moldura	x Formação pré-graduada de residentes □ CPD
Protagonistas	residentes em medicina do trabalho e medicina física

1. Objectivos pedagógicos	
1.1 Objetivo geral:	- Fornecer educação terapêutica a trabalhadores com lombalgia crónica
1.2 Objectivos específicos :	- Avaliação da incapacidade funcional de um trabalhador com lombalgia através de uma anamnese - Identificar os factores profissionais e psicológicos que podem levar à dor lombar a longo prazo - Educar os trabalhadores com dor lombar crónica sobre as medidas de higiene da coluna vertebral
2. Preparação	
2.1 Tipo de jogo de role-playing	Cognitivo (saber-fazer) □ Psico-afetivo (competências interpessoais) X Misto
2.2 Métodos de jogo de papéis	**Cena única :** [1] Simples □ x [2]Simples com assistente □ [3]Seguimento simples da inversão □ [4]Relé simples X **Cenas múltiplas :** [5]Única e simultânea □ [6]Rotação simultânea □
2.3 Equipamento necessário na sala de simulação	Equipamento audiovisual x Grelhas de observação x Grelhas de avaliação □ Outros ....
2.4. Processo médico e informações para-clínicas a fornecer	Ficheiro de papel: □ Elementos para-clínicos: □ Em caso afirmativo, digite:.. ....
2.5. Preparação da sala	Locais das sessões: x Serviço de medicina do trabalho □ in-situ Preparação da sala: como numa consulta médica.......... Outros... ....

[1]um participante desempenha o papel de médico, outro o de doente, os restantes membros do grupo são observadores
[2] um médico, um doente, um assistente de médico
[3]Um médico e um doente trocam de papéis
[4]alguns participantes assumem o papel de médico
[5]os participantes desempenham simultaneamente os três papéis do trio
[6] os participantes desempenham, à vez, os três papéis do trio

3. Sessão de simulação :

- Duração da sessão: 60-90 minutos
- Protagonistas :
- Cenário de role-playing :

- Um participante desempenhará o papel de um trabalhador que sofre de dores lombares. Receberão uma ficha de informação com instruções adicionais sobre os passos a seguir.
- Um participante desempenhará o papel de um médico do trabalho que irá educar o trabalhador com dores lombares.

Cenário inicial para o doente :

- O Sr. Ali, de 50 anos, é operador de uma linha de ensacamento de sêmola (peso unitário dos sacos: 50 kg) e pai de dois filhos.
- Entra na sala de consulta a coxear.
- Fuma: 1 maço por dia durante cerca de dez anos.
- Parece irritável e ansioso, temendo este regresso à atividade
- Está a ser visto para uma consulta de regresso após 25 dias de baixa por doença, na sequência de uma dor lombar.
- Só deve fornecer os seguintes dados se o médico lhos pedir:
- Já tem antecedentes de lombalgia há vários anos, na sequência de um acidente de trabalho ocorrido há 10 anos (pouco depois da sua contratação): lombalgia provocada pelo transporte de cargas pesadas.
- O acidente não foi declarado por receio de despedimento

- A última crise de lombalgia foi há 2 semanas, o que levou o doente a consultar o seu reumatologista.
- Durante este último ataque de dor lombar, descreve a dor lombar
- Esteve em repouso prolongado (25 dias): as dores eram incapacitantes e exigiam um repouso rigoroso de 10 dias, prolongado por 15 dias devido à persistência das dores.
- Já esteve afastado do trabalho devido a dores lombares
- Não seguiu as sessões de reabilitação física
- As suas actividades estão cada vez mais limitadas, com uma redução acentuada das actividades da vida diária desde o início da dor.
- Comunicar insatisfação com as condições de trabalho
- Tem a certeza de que o seu trabalho atual é prejudicial para a sua saúde
- Tem também a certeza de que a dor é indicativa de uma lesão grave
- Esperava que a dor desaparecesse antes de regressar ao trabalho, mas não foi o caso. Receia que a dor aumente quando regressar ao trabalho.
- Denuncia a falta de apoio no local de trabalho por parte da chefia direta
- Queixa-se das condições de trabalho: levantar cargas durante mais de metade do dia, processos de trabalho não automatizados, etc.
- Solicita uma transferência para um posto de trabalho menos exigente, nomeadamente o de vigilante.

Cenário inicial para o médico :

É médico do trabalho num serviço médico autónomo.

Um trabalhador que tinha estado de baixa por doença na sequência de um episódio de lombalgia veio visitá-lo para uma consulta de regresso.

Este é um trabalhador na linha de ensacamento de sêmola. Carrega o carrinho com sacos de 50 kg.

Já se pronunciou sobre a aptidão do paciente para o lugar atual, tendo em conta os dados clínicos e paraclínicos do caso: transferência para outro lugar por um período de 3 meses por incapacidade temporária.
É necessário educar o doente sobre a higiene da coluna vertebral.

3.1 Briefing (antes do jogo) :

<u>Instruções para os formadores :</u>

- O facilitador explica como a sessão será conduzida, o objetivo e as regras do jogo (sublinhando aos protagonistas que estarão a desempenhar um papel e não a sua própria função).
- Explicar o jogo de papéis, o seu tipo e o seu funcionamento
- Explicar a tarefa dos observadores e fornecer as grelhas (observação e/ou avaliação)
- Definir a duração do jeu□□.
- Explicar a progressão do jogo e as aquisições. Os últimos jogos beneficiarão dos primeiros e serão provavelmente melhores. Esta regra só deve ser dita após o primeiro jogo.
- Preparar, assegurar e tranquilizar os protagonistas:
    - Criar um clima de confiança
    - Confidencialidade dos intercâmbios.
    - Liberdade para jogar ou não jogar, liberdade para dizer ou não dizer.
    - Explicar que se trata de ficção.
    - Respeito pelos actores, silêncio durante o espetáculo, ausência de juízos de valor.

3.2. Procedimento :

Duração prevista: 20 minutos

Instruções para os formadores

- Escolher os diferentes actores de forma voluntária. O aluno que vai representar o doente recebe o cenário da situação
- Apresentação do cenário
- Traga os actores, anuncie que a peça terá a duração de 15 minutos e ponha-os a trabalhar.
- Tome nota dos pontos fortes e dos comentários, que poderá reformular para retomar o debate ou redireccioná-lo para os objectivos da sessão.
- Parar o jogo ao fim de 15 minutos. Pode deixar o jogo a decorrer durante 1 ou 2 minutos se o objetivo da sessão for atingido; anuncie-o nessa altura.
- Intervir e, se necessário, parar o jogo se um jogador estiver em dificuldades.
- Indicar o fim do jogo
- No final da peça: aplaudir os actores e agradecer-lhes.

3.3. Debriefing (após o jogo)

Instruções para os formadores

- Primeiro, interrogar os protagonistas (autoavaliação)
- Em seguida, recolher os comentários dos observadores (heteroavaliação)
- Comece pelos aspectos positivos
- Não aceitar juízos de valor
- Faça os seus comentários, é o último a falar

- Se o jogo tiver sido filmado, veja o vídeo e selecione as partes interessantes.

Descrever a fase descritiva

Duração prevista: 10 minutos

- Rever os objectivos definidos.

- Discutir o conteúdo e a condução da sessão de balanço.

- Dar o tom para um ambiente de respeito.

- Responder às perguntas dos alunos.

- Formular perguntas simples e abertas:

  - O que é que aconteceu?

  - Como achas que correu o jogo de papéis?

  - Como se sente em relação à sua participação?

  - gostou da sua participação?

  - sente que está a participar numa verdadeira consulta?

  - acha difícil interpretar a sua personagem?

  - Como poderia ter sido mais eficiente?

  - Houve alguma coisa que o tenha feito sentir desconfortável (ser observado, ser filmado, rever a sequência em grupo)?

  - Que emoções é que esta experiência desencadeou em si?

  - Qual foi o momento mais difícil para si?

Descrever a fase analítica

- Duração prevista: 10 minutos

  - Preparar uma lista de ideias a debater
  - Deixe que os participantes dêem as suas próprias interpretações e acrescentem pontos que tenham passado despercebidos.
  - Fornecer informações adicionais e corrigir erros
  - Identificar as melhores práticas a desenvolver
  - Dar exemplos de boas interações.

- Discutir como é que isto se pode traduzir em cuidados para os doentes. *(generalizar)*
- Alargar a fase de análise com hipóteses (e se...)

Recontextualização: Se o doente insistir numa reclassificação profissional?

<u>Descrever a fase de síntese</u>

- Duração prevista: 10mn
- Rever os pontos aprendidos.
- Pergunte aos participantes o que fariam agora se a mesma situação se verificasse.

"Se pudesse voltar a fazer tudo de novo, o que manteria? O que mudaria no seu comportamento?

-Dar aos alunos feedback sobre a sessão como um todo.

- Agradecer aos alunos pela sua participação.

4. Referências bibliográficas específicas

(Deve ser fornecida uma cópia em papel ou eletrónica de cada referência com o cenário)

Grelha de observação :

	Facto	Não efectuado
O médico estabelece contacto - Cumprimenta o doente - Apresentar-se - Início - Ouvir as primeiras palavras sem interrupção - Explica o motivo da consulta		
A entrevista centra-se no doente, no médico - Utiliza a reformulação (repete o que o doente disse e reformula-o) - Utiliza as palavras do doente para orientar a entrevista - Fazer perguntas abertas - Fazer perguntas semi-abertas específicas: Quem? Quem? Quem? - Esclarece e resume		
O médico identifica e tem em conta os comportamentos não verbais do doente (ansiedade, suspiros, choro, etc.).		
Pesquisa de antecedentes F e P (M/CH/PSY...) e antecedentes profissionais (antecedentes de acidentes de trabalho, nomeadamente traumatismos lombares)		
Identificar os factores de risco para não regressar ao trabalho por motivo de doença : História de dor lombar Duração da dor lombar Gravidade da dor Gravidade da incapacidade funcional Presença de ciática Paragem de trabalho anterior devido a dores lombares Cirurgia lombar anterior Prescrição de repouso absoluto > 7 dias		
Avaliar a dor e a incapacidade funcional comunicadas pelo doente (escala de dor de 10)		
Eliminar os obstáculos profissionais à reincidência e ao não regresso ao trabalho: - Satisfação profissional - Perceção da relação entre o trabalho e as dores de costas - Apoio do local de trabalho - Histórico de trabalho		
Explorar a forma como vêem a sua doença em relação à dor nas costas		
O médico elaborou conselhos de educação terapêutica: Explique ao doente que deve salvar e proteger a coluna vertebral, aprendendo gradualmente os movimentos e atitudes corretos em três áreas: -O método de movimentação de cargas -Ergonomia pura na vida quotidiana O médico transmitiu ao doente informações compreensíveis sobre a sua doença:		
O médico conclui a entrevista planeando os passos seguintes: - Explicar ao doente a decisão de aptidão, que consiste na transferência para outro posto de trabalho por um período de 3 meses devido a incapacidade temporária. - Reavaliação periódica da aptidão física em função da evolução clínica - Dar ênfase aos cuidados multidisciplinares para melhorar o controlo e a gestão da dor - Explicar ao doente que deve seguir o plano terapêutico para melhorar as suas capacidades funcionais -Tratamento de eventuais perturbações psicológicas - Reinserção social e profissional		

Avaliar a adesão do paciente ao plano de tratamento proposto pelo médico assistente		
Explicar a necessidade de respeitar a higiene das costas e de seguir o plano terapêutico proposto pelo médico de família		

Apêndice 3: Estação ECOS (objetivo n 2)

Estação ECOS

Antecedentes :	Consulta de medicina física
Sistema :	Locomotor
Queixa:	Dor lombar

Situação clínica :

Um homem de 60 anos é consultado por dor lombar

Instruções para os candidatos :

Dispõe de 7 minutos para :

1- Realizar uma entrevista orientada
2- Descreva em voz alta os elementos do exame clínico a procurar (não tem de efetuar o exame físico, os dados do exame ser-lhe-ão fornecidos pelo paciente).
3- Solicitar quaisquer testes adicionais necessários
4- Anunciar ao doente o diagnóstico mais provável
5- Planear o que fazer

Instruções para o observador :
Assinale com um "sim" ou "não" cada ITEM na casa correspondente.

Se, ao fim de 3 minutos, o candidato não iniciar o exame clínico, deve fazer um sinal ao doente simulado (discreto e definido antes do teste) para que diga "vai examinar-me".

Se, ao fim de 5 minutos, o candidato não anunciar o diagnóstico, deve fazer um sinal ao paciente simulado (discreto e definido antes do teste) para que ele diga "vai prescrever radiografias".

Se, passados 6 minutos, o candidato ainda não tiver anunciado o diagnóstico ou o tratamento, faça um sinal ao doente simulado (discreto e definido antes do teste) para que diga ("Doutor, qual é o meu diagnóstico?") e depois ("Como é que me vai tratar?").

Se o candidato solicitar uma biopsia da próstata com exames complementares, deve assinalar a casa adequada na secção CAT.

Cenário simulado de um doente : Só responde às perguntas que lhe são feitas Se o doente lhe perguntar se tem outros sinais, pode perguntar-lhe que tipo de médico é. Se o candidato passar aos exames complementares sem perguntar pelos sinais urinários, diga-lhe Doutor, esqueci-me de lhe dizer que tenho hematúria e polaciúria.
É o Sr. H.A., de 60 anos, que vem à clínica por causa de dores lombares. É um trabalhador Não fumador Dor : Intensidade moderada, a aumentar gradualmente, sem tendência para melhorar Assento lombar (toda a coluna vertebral, não a lombar inferior) Sem irradiação Início há 6 meses, sem fator desencadeante Exacerbação nocturna: a dor acorda-o e não é desencadeada por uma mudança de posição. Sem história de um episódio semelhante ou de lumbago Sem melhoria clara com analgésicos e anti-inflamatórios Sem antecedentes pessoais História familiar de morte por cancro na família (tratada em urologia)
Presença de hematúria e, por vezes, polaciúria Ausência de incontinência urinária, urgência ou disúria Sem tosse Sem problemas de deglutição Perda de peso de 10 kg nos últimos 6 meses com anorexia Revisão: Exame dinâmico da coluna vertebral: rigidez (mobilidade reduzida) em todos os movimentos Aumento da distância dedo-solo Shober para 3 Sem Lasègue lombar Sem retração dos isquiotibiais Sem défice motor Sem problemas de sensibilidade ROTS presente e simétrico Exame neuroperineal normal Áreas ganglionares livres

Próstata TR pesando 40g com um nódulo suspeito à direita com um pavimento vesical macio
Exame normal da tiroide
Auscultação pulmonar normal

Se o candidato lhe disser que lhe vai pedir radiografias da coluna vertebral, diga-lhe "quais", se ele não especificar "rosto e perfil". Depois, diz-lhe que já o fiz, eis a conclusão e dá-lhe o relatório das radiografias.

Se ele lhe pedir um exame suplementar de que disponha, deve dá-lo.

Ao fim de 3 minutos, se o observador lhe der um sinal (discreto e definido antes do teste), diz ao candidato: "Vai examinar-me, Doutor?

Após 5 minutos, se o observador lhe der um sinal (discreto e definido antes do teste), diga ao candidato que vai pedir-me mais testes.

Ao fim de 6 minutos, se o observador lhe der um sinal (discreto e definido antes do teste), diz ("Doutor, qual é o meu diagnóstico?") e acrescenta ("Como é que me vai tratar?").

Grelha de observação

Artigos		Facto	Não efectuado
Questionamento			
1	Profissão		
2	Data de início da dor		
3	Carácter (momento da exacerbação ou erupção cutânea matinal)		
4	Intensidade		
5	Evolução		
6	Sede ou irradiação		
7	História de dor lombar ou lumbago		
8	Sedação com analgésicos		
9	**Antecedentes** médicos, cirúrgicos ou familiares		
10	Fumar		
11	parestesia ou paresia ou urgência ou incontinência urinária devido a urgência		
12	**Sinais gerais** (astenia ou anorexia ou perda de peso)		
13	Perturbações urinárias (hematúria ou polaciúria)		
14	Nódulo na garganta ou dificuldade em engolir		
15	Tosse		
Exame clínico			
16	**Estudo dinâmico da coluna lombar** Flexão ou extensão ou lateralidade		
17	Distância dedo-solo		
18	Índice de Schober		
19	Lasègue lombar		
20	retração dos isquiotibiais		

21	**Exame neurológico**: estudo das capacidades motoras ou da sensibilidade ou ROT ou exame neuroperineal		
22	Áreas ganglionares		
23	TR		
24	Ex tiroide		
25	Auscultação pulmonar		
Exames complementares			
26	**VS**		
27	**Rx coluna lombar** Incidência de Face ou DESEZE		
28	**Radiografia da coluna lombar** Perfil		
29	PSA		
30	Ecografia renal, vesico-prostática ou prostática		
Diagnóstico			
31	Dor lombar secundária		
32	de provável origem tumoral (ou metástases ósseas)		
33	Provável cancro da próstata		
CAT			
34	Encaminhamento para um parecer de um especialista em urologia		
35	Biópsia endorrectal		

Grelha de ponderação

Artigos		Lagoa.
Questionamento		35
1	Profissão	1
2	Data de início da dor	2
3	Carácter (momento da exacerbação ou do despertar matinal)	4
4	Intensidade	2
5	Evolução	3
6	Sede ou irradiação	3
7	História de dor lombar ou lumbago	4
8	Sedação com analgésicos	1
9	**História de** Mdc ou chgi	4
10	Fumar	1
11	parestesia ou paresia ou urgência ou incontinência urinária devido a urgência	3
12	**Sinais gerais (**astenia ou anorexia ou perda de peso)	4
13	Perturbações urinárias (hematúria ou polaciúria)	1
14	Nódulo na garganta ou dificuldade em engolir	1
15	Tosse	1
Exame clínico		26
16	**Estudo dinâmico da coluna lombar** Flexão ou extensão ou lateralidade	4
17	Distância dedo-solo	3
18	Índice de Schober	4

19	Lasègue lombar	2
20	Retração IJ	2
21	**Exame neurológico**: estudo das capacidades motoras ou da sensibilidade ou ROT ou exame neuroperineal	4
22	Áreas ganglionares	1
23	TR	4
24	Ex tiroide	1
25	Auscultação pulmonar	1
Exames complementares		19
26	**VS**	4
27	**Lombar Rx** Face	4
28	Perfil **Rx Lombar**	4
29	PSA	4
30	Ecografia renal, vesico-prostática ou prostática	3
Diagnóstico		12
31	Lombalgia secundária	4
32	de provável origem tumoral (ou metástases ósseas)	4
33	Provável cancro da próstata	4
CAT		8

34	Encaminhamento para um parecer de um especialista em urologia	5
35	Biópsia endorrectal	3

Apêndice 4: Estação ECOS (objetivo n.º 6)

Estação ECOS

Nível :	Residentes em Medicina do Trabalho e Medicina Física
Antecedentes :	Consulta
Sistema :	Locomotor
Queixa:	Dor lombar

Situação clínica :

O Sr. M.B., de 45 anos, motorista de camião que trabalha há 18 anos para uma empresa de transporte de mercadorias, consultou-nos para uma nova visita.

Tendo em conta os dados clínicos e paraclínicos, bem como o estudo do posto de trabalho do doente, este foi considerado apto, sob reserva de um posto de trabalho modificado. Se necessário, deve ser afetado a um posto de trabalho que evite o transporte de cargas pesadas e as vibrações transmitidas pelo assento a todo o corpo.

Instruções para os candidatos :

Dispõe de 7 minutos para :

6- Efetuar uma entrevista orientada para saber quais os elementos anamnésicos de natureza profissional que agravam os sintomas do paciente.

7- Comunicar a decisão de aptidão ao doente

8- Fornecer educação aos doentes sobre medidas de higiene da coluna vertebral no local de trabalho

Instruções para o observador :

Assinalar com um "sim" ou "não" cada ITEM na casa correspondente

Se, ao fim de **2**minutos, o candidato não iniciar o exame, deve fazer um sinal ao doente simulado (discreto e definido antes do teste) para que diga **"vai examinar-me".**

Se, ao fim de 4 minutos, o candidato não anunciar a decisão de aptidão, dá um sinal ao paciente simulado (discreto e definido antes do teste) para que ele diga "vai mudar o meu posto de trabalho".

Se, ao fim de 6 minutos, o candidato não tiver iniciado a educação terapêutica, dê ao paciente simulado um sinal (discreto e definido antes do teste) para dizer "Doutor, o que devo fazer para não agravar a minha dor lombar durante o trabalho?

Cenário simulado de um doente :
É o Sr. Mourad, 45 anos,
Há 18 anos que é motorista de camião numa empresa de transporte de mercadorias.
Sem antecedentes pessoais
Fumador 2 maços por dia
Dor: intensidade moderada sem irradiação, que ocorre ao fim do dia, mais acentuada em viagens longas e aliviada pelo repouso.
Início há 3 anos agravado por condução profissional
A pessoa refere uma exacerbação da dor lombar causada por viagens longas (assentos desconfortáveis que transmitem vibrações), transporte de cargas pesadas (caixas de mercadorias) e estar sentado durante muito tempo.
Está a fazer um tratamento à base de analgésicos e anti-inflamatórios
Teme uma recorrência da dor quando regressar ao trabalho
Solicita a proibição de conduzir profissionalmente

Grelha de observação

Artigos		Facto	Não efectuado
Questionamento			
	O médico estabelece contacto: cumprimentar o doente		
	Profissão		
	Tempo de serviço		
	História		
	Hábitos		
	Tipo de dor		
	Recolha de queixas dos doentes: factores de agravamento da dor no local de trabalho		
Comunicar a decisão de aptidão ao doente			
	Escrever a decisão de aptidão no formulário de aptidão do trabalhador		
	Explicar os conselhos de fitness ao doente : Está apto para o trabalho se o seu posto de trabalho estiver organizado de forma a evitar os solavancos e a permanência prolongada numa posição não ergonómica (incluindo o assento): permitindo-lhe períodos de repouso curtos (10 minutos de duas em duas horas) durante os quais pode relaxar e descontrair os músculos das costas. Se necessário, devem ser afectados a um posto de trabalho que evite o transporte de cargas pesadas e as vibrações transmitidas pelo assento a todo o corpo.		
Educação dos doentes			
	Saber praticar regularmente exercícios físicos de longa duração e técnicas de conservação da coluna vertebral		
	Retomar a atividade física e a vida social e profissional sem receios		
	Fazer pausas de 15 minutos de duas em duas horas (em viagem), durante as quais podem relaxar e descontrair os músculos das costas.		
	Mudanças frequentes de postura		
	Evitar estar sentado durante muito tempo		
	Mostrar ao doente como manusear as cargas de forma ergonómica		

Grelha de ponderação

Artigos		Ponderação
Questionamento		**20**
	O médico estabelece contacto: cumprimentar o doente	1
	Profissão	2
	Tempo de serviço	2
	História e hábitos	5
	Tipo de dor	5
	Recolha de queixas dos doentes: factores de agravamento da dor no local de trabalho	5
Comunicar a decisão de aptidão ao doente		**20**
	Escrever a decisão de aptidão no formulário de aptidão e assiná-lo	5
	Emitir o certificado de aptidão para o trabalhador	5
	Explicar os conselhos de fitness ao doente : Está apto para o trabalho se o seu posto de trabalho estiver organizado de forma a evitar os solavancos e a permanência prolongada numa posição não ergonómica (incluindo o assento): permitindo-lhe períodos de repouso curtos (10 minutos de duas em duas horas) durante os quais pode relaxar e descontrair os músculos das costas. Se necessário, devem ser afectados a um posto de trabalho que evite o transporte de cargas pesadas e as vibrações transmitidas pelo assento a todo o corpo.	10
Educação dos doentes		**60**
	Saber praticar regularmente exercícios físicos de longa duração e técnicas de conservação da coluna vertebral	10
	Retomar a atividade física e a vida social e profissional sem receios	5
	Fazer pausas de 15 minutos de duas em duas horas (em viagem), durante as quais podem relaxar e descontrair os músculos das costas.	10
	Mudanças frequentes de postura	5
	Evitar estar sentado durante muito tempo	10
	Mostrar ao doente como manusear as cargas de forma ergonómica	10
	Comunicar informações compreensíveis ao doente	10

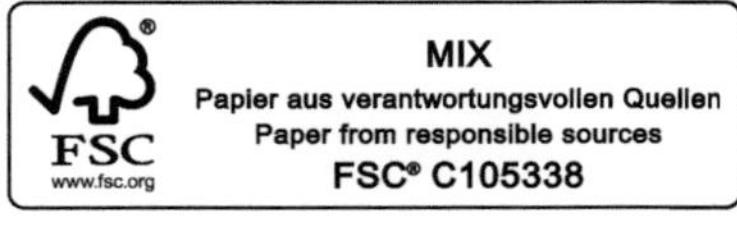

Printed by Books on Demand GmbH, Norderstedt / Germany